MÉMOIRE

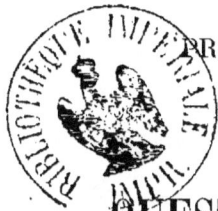

PRÉSENTÉ A SA MAJESTÉ L'EMPEREUR

NAPOLÉON III

SUR LA

QUESTION DE L'EAU POTABLE

PAR

J. G. JÄGER,

NOTAIRE, MEMBRE DU CONSEIL MUNICIPAL D'AMSTERDAM,
DES ÉTATS DE LA HOLLANDE SEPTENTRIONALE,
ET DE LA DIRECTION
DE LA COMPAGNIE DES EAUX DE LA VILLE D'AMSTERDAM.

PARIS

IMPRIMERIE CH. SCHILLER, FAUBOURG MONTMARTRE, 10

—

1870

—

Palais des Tuileries, 11 avril 1870.

MONSIEUR,

L'Empereur a daigné vous autoriser à publier, en faisant connaître sa favorable appréciation, le mémoire sur l'eau potable que vous lui avez soumis.

Je suis chargé de vous en informer.

Recevez, Monsieur, les assurances de ma considération la plus distinguée.

Pour le sénateur, secrétaire de l'Empereur, chef du cabinet
et par autorisation :

Le sous-chef,
Signé : **SACALEY**.

Monsieur JÄGER, Amsterdam.

« Régner c'est prévoir. »

Le présent mémoire a été composé par le soussigné et remis par lui à la suite d'une audience particulière pendant laquelle il a eu l'honneur de soumettre à S. M. l'Empereur ses vues sur l'eau potable et sur son influence en corrélation avec le choléra. Une longue expérience l'a mis à même de juger au point de vue sanitaire du résultat comparatif des qualités d'eau potables dans différents pays. Pour ce qui concerne la Hollande, l'éloquence des chiffres prouve surabondamment la vérité de l'assertion que la meilleure et la plus salubre des eaux potables est l'eau de pluie filtrée à travers le sable fin des dunes.

A chaque nouvelle épidémie, il devient plus manifeste qu'il est du devoir impérieux de l'Etat d'intervenir avec efficacité et de ne pas s'en rapporter uniquement à l'action restreinte et souvent incomplète des autorités locales. Quels que soient les bienfaits de la décentralisation à d'autres points de vue, et le respect dû à l'autonomie communale, dans un cas pareil à celui qui préoccupe, il est indispensable dans l'intérêt du bien public, de mettre de côté tout sentiment hostile et de s'en rapporter à l'initiative et à la sollicitude de l'Etat.

Dans la question dont il s'agit, le soussigné croit que le principe de l'intervention de l'Etat sera adopté dans tous les pays, au fur et à mesure que les grandes idées de civilisation et de progrès se propageront indistinctement dans tous les pays au bénéfice de tous, perdant le cachet qui leur est propre pour devenir cosmopolitaines et il espère que le public dans son bon sens accueillera le fruit de ses études avec la même bienveillance que l'Empereur des Français.

J. G. JAGER.

Amsterdam, mai 1870.

SIRE,

Pendant le règne de l'épidémie du choléra en 1866, mon roi bien-aimé, Guillaume III, a pris l'initiative d'appeler, par une note spéciale, l'attention de ses ministres sur la question de savoir : si la qualité de l'eau potable a de l'influence sur le choléra; et si cette influence étant admise, le devoir de l'Etat serait d'intervenir ou de s'en rapporter aux soins des autorités locales.

Le résultat de cette initiative a été que les ministres ont immédiatement proposé au roi la nomination d'une commission spéciale pour étudier la question et en faire un rapport. La commission fut constituée sous la présidence du ministre de l'intérieur et fut composée :

1° D'un inspecteur du Waterstaat, ingénieur en chef des ponts et chaussées;

2° De deux référendaires au ministère de l'intérieur, chefs du Waterstaat et de l'hygiène publique ;

3° D'un inspecteur surveillant de l'hygiène publique ;

4° De deux professeurs de chimie organique;

5° D'un professeur de toxicologie ;

6° D'un professeur de la Faculté de médecine ;

7° D'un médecin militaire ;

8° D'un géologue;

9° Du soussigné, en sa qualité de directeur de la Compagnie des eaux à Amsterdam.

La commission ainsi constituée divisait son travail en deux sections.

La première (A) se composait des membres purement scientifiques pour la partie théorique.

La seconde (B), dont le soussigné était membre, avait un caractère plus pratique.

N. B. Les expériences faites dans différents pays prouvent que ce qui s'applique au choléra, a également trait aux autres maladies contagieuses présentant les caractères du typhus.

Elle commença son travail par l'envoi d'une circulaire adressée aux maires de toutes les villes et communes visitées par le choléra avec une série de questions, pour obtenir l'historique local de l'épidémie, et en suivre la marche au moyen d'un plan cadastral, indiquant chaque maison attaquée par le fléau et les différentes circonstances qui avaient accompagné son arrivée, sa progression, son maximum d'intensité, sa décroissance; enfin les différentes qualités de l'eau qu'on buvait en général. La commission s'en faisait expédier de grandes bouteilles soigneusement cachetées.

Après qu'une échelle eut été fixée par les chimistes comme base de leurs expériences mutuelles, les différentes eaux furent analysées par eux, et ils communiquèrent immédiatement le résultat de leurs investigations à la section B de la commission, qui se rendit alors aux endroits indiqués pour se mettre en rapport avec les autorités locales, afin de s'entendre sur les améliorations à opérer.

Les expériences des deux sections de la commission furent discutées dans une assemblée générale, dont ce rapport est le résumé.

Ce rapport se divise en six parties ainsi divisées :

A. Du rapport entre le choléra et l'eau potable.

B. L'analyse de l'eau employée dans les localités les plus sévèrement visitées par l'épidémie.

C. L'origine de l'eau dans le sol néerlandais.

D. Les moyens d'amélioration.

E. Les aqueducs.

F. La surveillance légale à établir sur l'eau potable.

Le rapport qui contient quelques centaines de pages d'impression est augmenté d'un extrait des études et rapports sur des questions spéciales.

La commission a pris comme point de départ les résultats de la conférence internationale sanitaire de Constantinople, et les faits recueillis à l'étranger dans les différentes épidémies. Voici sa conclusion :

A. La qualité de l'eau en elle-même ne crée pas directement le choléra, à moins que l'eau n'ait été en rapport avec les excréments des cholériques, mais il y a un rapport entre l'eau et le choléra en ce sens que l'eau bonne n'empêche pas le cholera mais que là où l'eau est moins bonne, le choléra devient toujours plus violent indépendamment de toute autre circonstance extérieure, et cela à proportion même que l'eau est mauvaise étant rendue impropre à l'usage par des matières organiques en dissolution surtout de provenance animale.

La commission constate que dans les Pays-Bas on boit quatre sortes d'eau :

1° *L'eau des Polders* (terrains réclamés) ;

2° *L'eau des puits* ;

3° *L'eau de rivière* ;

4° *L'eau de pluie.*

Voici le résultat des chiffres recueillis par la commission relativement à l'épidémie de 1866 :

1° *L'eau des Polders.*

Sur 15 communes, 790 personnes sont mortes du choléra sur 44,599 habitants, soit une proportion de 17.7 sur 1,000.

2° *L'eau des puits.*

Sur 22 communes, 7,778 morts sur 459,909 habitants, soit une proportion de 16.8 sur 1,000 ;

3° *L'eau de rivière.*

Sur 18 communes, 2,652 morts sur 222,601 habitants ou 11.9 sur 1,000;

A Rotterdam, on boit de l'eau de la Meuse, non filtrée la plupart du temps, et de l'eau des Polders. Au moment où le chiffre des morts augmentait tous les jours, sur

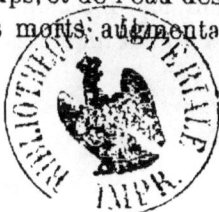

l'initiative de l'autorité, on mit chaque jour sur la voie publique des tonneaux remplis d'eau de la Meuse, puisée à une certaine distance de la ville et qu'on avait soin de laisser déposer quelques heures.

Immédiatement après cette mesure, le nombre des morts diminua de moitié;

4° *Eau de pluie.*

Sur 16 communes, 1,811 morts sur 335,798 habitants ou 5.3 sur 1,000.

La ville d'Amsterdam, qui est approvisionnée par l'aqueduc d'eau de pluie recueillie dans les dunes, près de Haarlem, n'a eu que 4 morts sur 1,000 habitants.

Les 15 autres communes, pourvues d'eau de pluie, ont eu 707 morts sur 109,107 habitants ou 6.4 sur 1,000.

Ces chiffres prouvent à la commission que l'aqueduc qui, dès l'origine, avait été décrété en 1811 par l'empereur Napoléon Ier, pendant son séjour à Amsterdam, mérite bien d'être considéré comme un bienfait public.

B. Le travail de la commission sur ce point est d'une nature toute locale; les résultats sont mentionnés et résumés dans les extraits statistiques déjà donnés.

C. Les détails sur ce point sont des études géologiques qui justifient les différents résultats prouvés par la statistique des morts; et la commission, après avoir établi de quelle manière le sol a été influencé dans le courant des siècles par l'habitation, se demande, avec raison, si l'eau pure, entrant dans ces matières, devient mauvaise. Ce n'est pas de l'eau dont on doit se plaindre, mais des terrains empoisonnés qui lui servent de réservoirs. Or, de quel droit peut-on demander de l'eau bonne à une source impure ? Néanmoins, cette impureté négligée devient, dans l'emploi domestique, un des agents directs du choléra et d'autres maladies.

Les détails sur la ville d'Utrecht (une très-vieille cité) sont d'un caractère effrayant à cet égard.

D. Les différents moyens d'amélioration sont la plupart d'un caractère local ; l'eau de pluie filtrée est conservée dans un terrain sablonneux comme les dunes, les aqueducs de sources pures sont considérés comme les plus désirables au point de vue de la salubrité, puis la filtration ou dépôt d'eau de rivière là où l'on n'a pas d'autres moyens, mais surtout dans de pareilles circonstances le recueillement direct dans des citernes cimentées de l'eau de pluie.

E. Contient la description des différents aqueducs, et les détails de la construction de celui d'Amsterdam. La commission recommande le système de haute pression et le service illimité et continuel pour les besoins domestiques.

F. La commission est d'avis à l'*unanimité* que d'ordinaire les autorités locales négligent l'eau potable, et qu'en conséquence, de même qu'en Angleterre plein pouvoir a été donné au « *sewage commission* » indépendamment des « *local boards of health*, » le pouvoir central doit être autorisé à intervenir, car si la négligence locale peut être cause d'une épidémie générale le gouvernement doit être dans son droit d'intervenir afin de prévenir un pareil fléau.

La commission finit en appelant l'attention du gouvernement sur un projet de loi annexé au rapport que le soussigné a eu l'honneur de lui soumettre.

PROJET DE LOI

Nous, Guillaume III, par la grâce de Dieu, roi des Pays-Bas, prince d'Orange, grand-duc de Luxembourg, etc., etc., faisons savoir :

ARTICLE 1er

La surveillance à exercer sur la qualité de l'eau potable destinée aux habitants, doit être confiée aux soins de l'Etat.

ART. 2.

Dans les communes où l'eau potable est reconnue insuffisante aux termes de la présente loi, Nous conservons le droit sur le rapport de notre Conseil d'Etat, d'*ordonner* des mesures, ou de faire exécuter les travaux d'art nécessaire pour assurer aux habitants le service d'eau salubre qui est indispensable à l'hygiène publique.

ART. 3.

L'eau potable employée dans les communes est interdite sur le rapport des autorités médicales constituées en Comité par la loi de juin 1865 (*Bulletin des lois* 58-61), fait au ministre de l'intérieur et renvoyé d'urgence par ce dernier aux conseils municipaux intéressés et aux députés des conseils généraux de leur province.

ART. 4.

Les dépenses occasionnées par les projets et l'exécution des travaux mentionnés à l'art. 11, seront à la charge des communes intéressées. Plusieurs communes pourront s'associer pour supporter les charges et l'entretien desdits travaux.

Lorsque les communes n'entreprendront pas les travaux à leur propre compte, mais en confieront l'exécution et l'exploitation à des tiers, qu'il y ait subvention ou garantie d'intérêt ou non, de pareilles concessions ne pourront être livrées qu'à la condition expresse que, après une exploitation de 50 ans, ces travaux appartiendront en toute propriété aux communes sur lesquelles ils auront été construits, ou bien que les communes jouiront de la moitié des recettes annuelles après un prélèvement déterminé fait en faveur des entrepreneurs.

ART. 5.

Lorsque dans un délai de trois mois, les communes auront, après avoir reçu communication de l'article 3, déclaré leur impossibilité d'exécuter à leurs frais les travaux mentionnés dans l'art. 4 nécessaire pour le service de l'eau potable ; nous pourrons, sur le rapport des députés des conseils généraux, leur accorder une subvention dans les conditions prescrites par la loi. Cette faveur ne saurait être accordée aux communes dont la population dépasserait   habitants.

ART. 6.

Quand, dans un délai de six mois, après avoir reçu communication de l'art. 3, les conseils communaux (ceux mentionnés dans l'art. 5, § 1er excepté), n'auront pas pris les mesures définitives qui, selon nous, sont nécessaires pour assurer de l'eau potable aux habitants, les députés repousseront les budgets annuels de semblables communes, à moins qu'il n'y figure des chiffres suffisants pour l'établissement et l'entretien des travaux d'art que Nous aurons cru indispensables pour pourvoir les communes de bonne eau potable.

Le soussigné est heureux de pouvoir terminer le présent mémoire en constatant que le travail de la commission a déjà eu son influence sur bien des localités qui ont fait de grands efforts pour accomplir les améliorations indiquées. Ce résultat est dû au caractere mixte, central et indépendant de la commission qui, grâce à la position de ses membres, a pu faire son enquête d'une main ferme et la soustraire à toute influence locale.

Daignez agréer, Sire, l'hommage du profond respect avec lequel j'ai l'honneur d'être, de Votre Majesté, le très-humble et très-obéissant serviteur,

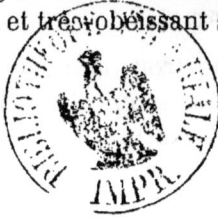

J. G. JÄGER.